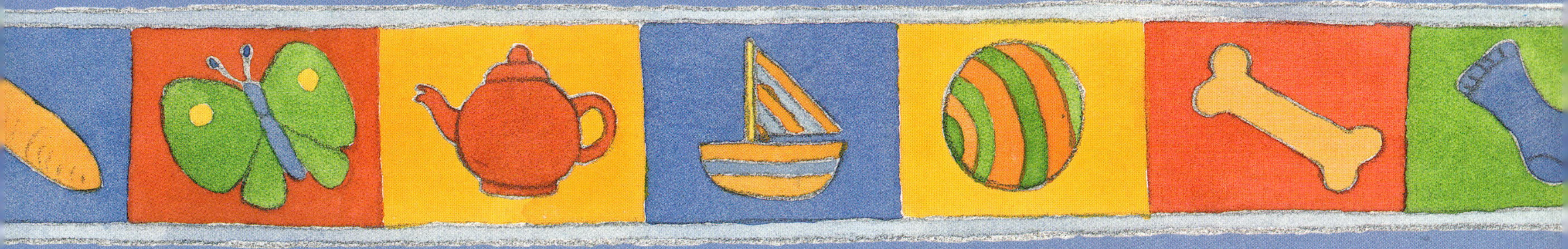

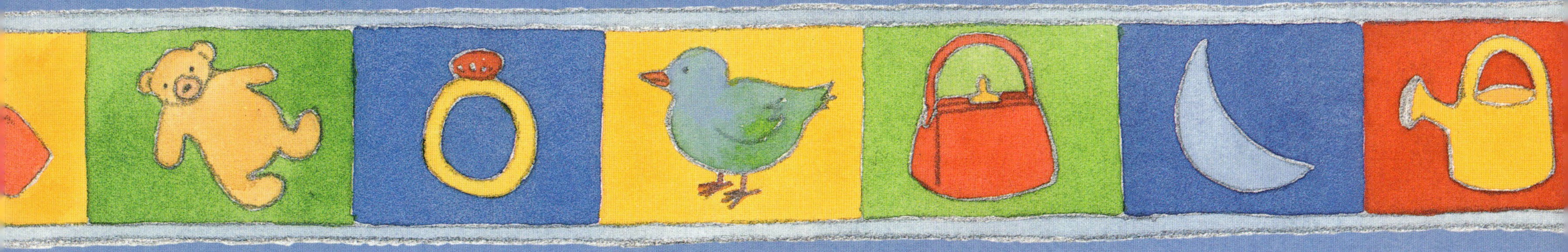

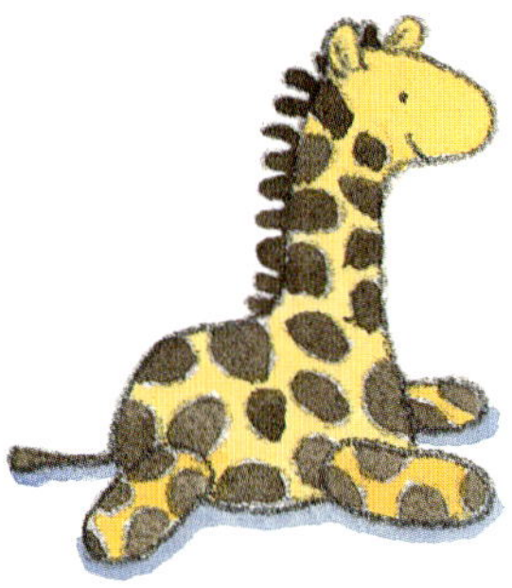

ORIGINALTITEL:
THERE'S A HOUSE INSIDE MY MUMMY

ORCHARD BOOKS
96 Leonard Street, London EC2A 4XD
Orchard Books Australia
14 Mars Road, Lane Cove, NSW 2066
First published in Great Britain in 2001

ISBN 3-933813-81-6

Printed in Singapore

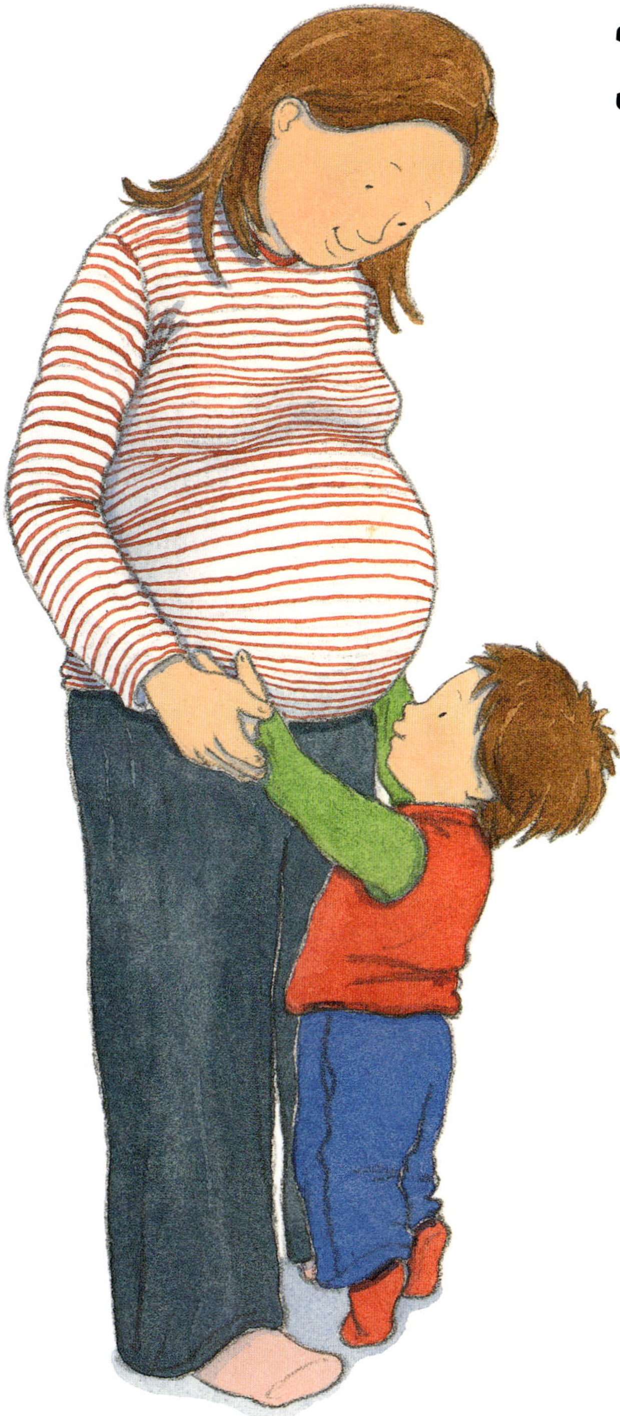

Ein Baby wohnt in Mamas Bauch

von
Giles Andreae

Illustrationen von
Vanessa Cabban

deutscher Text von
Norbert Landa

spielen und lernen

Ein Baby wohnt in Mamas Bauch
und das ist noch ziemlich klein.
Es kann meine Schwester werden
oder auch mein Brüderlein.

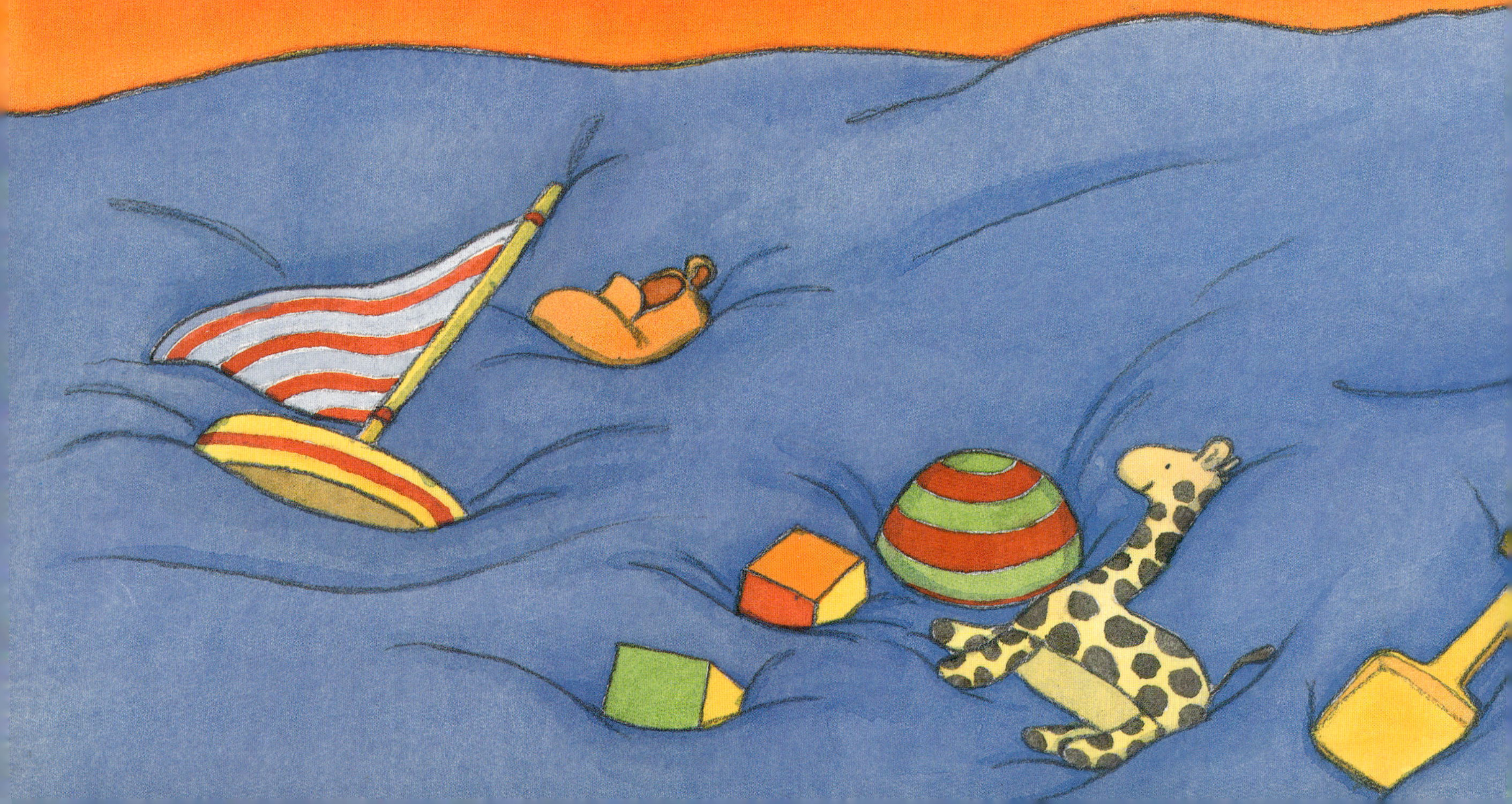

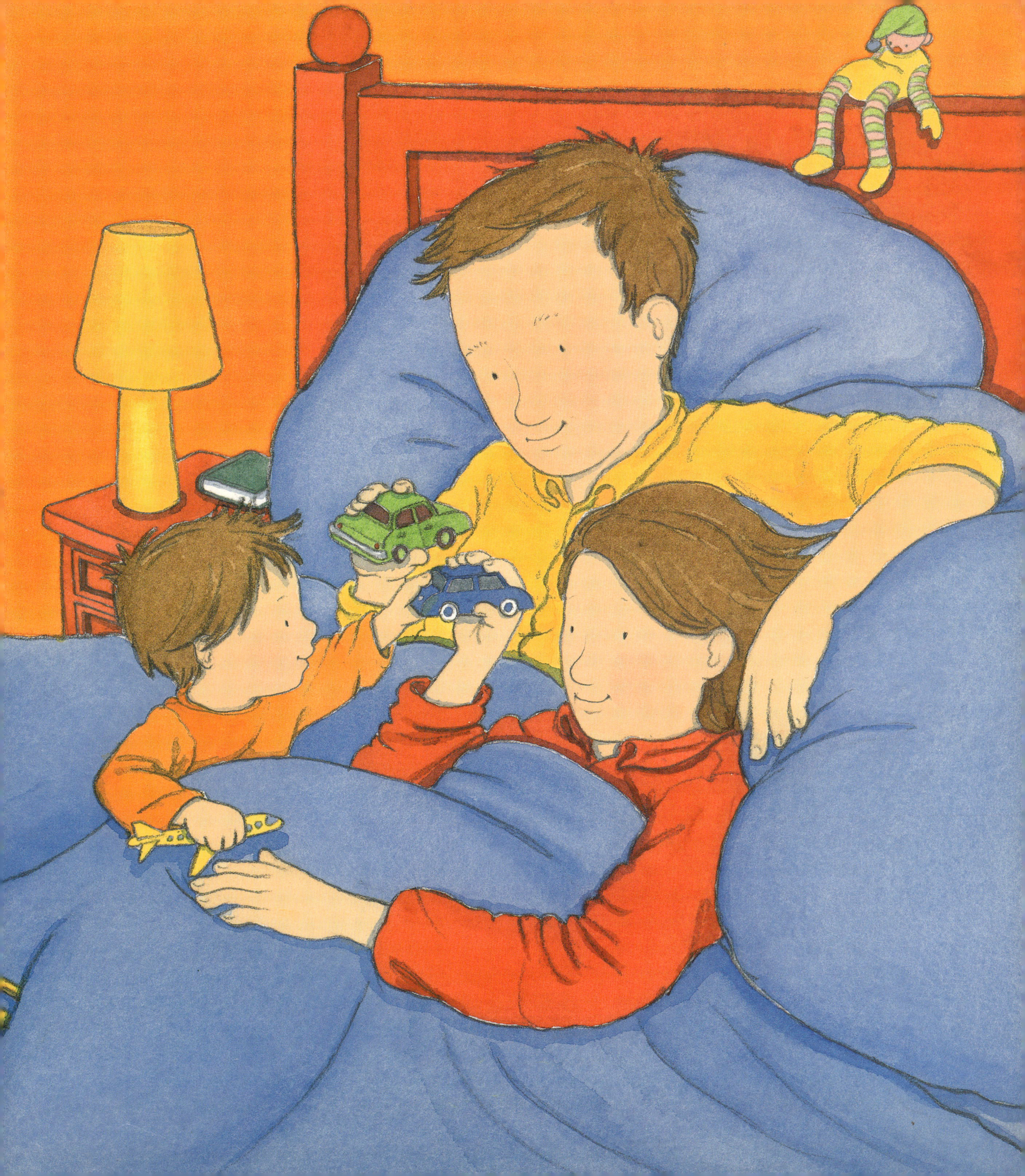

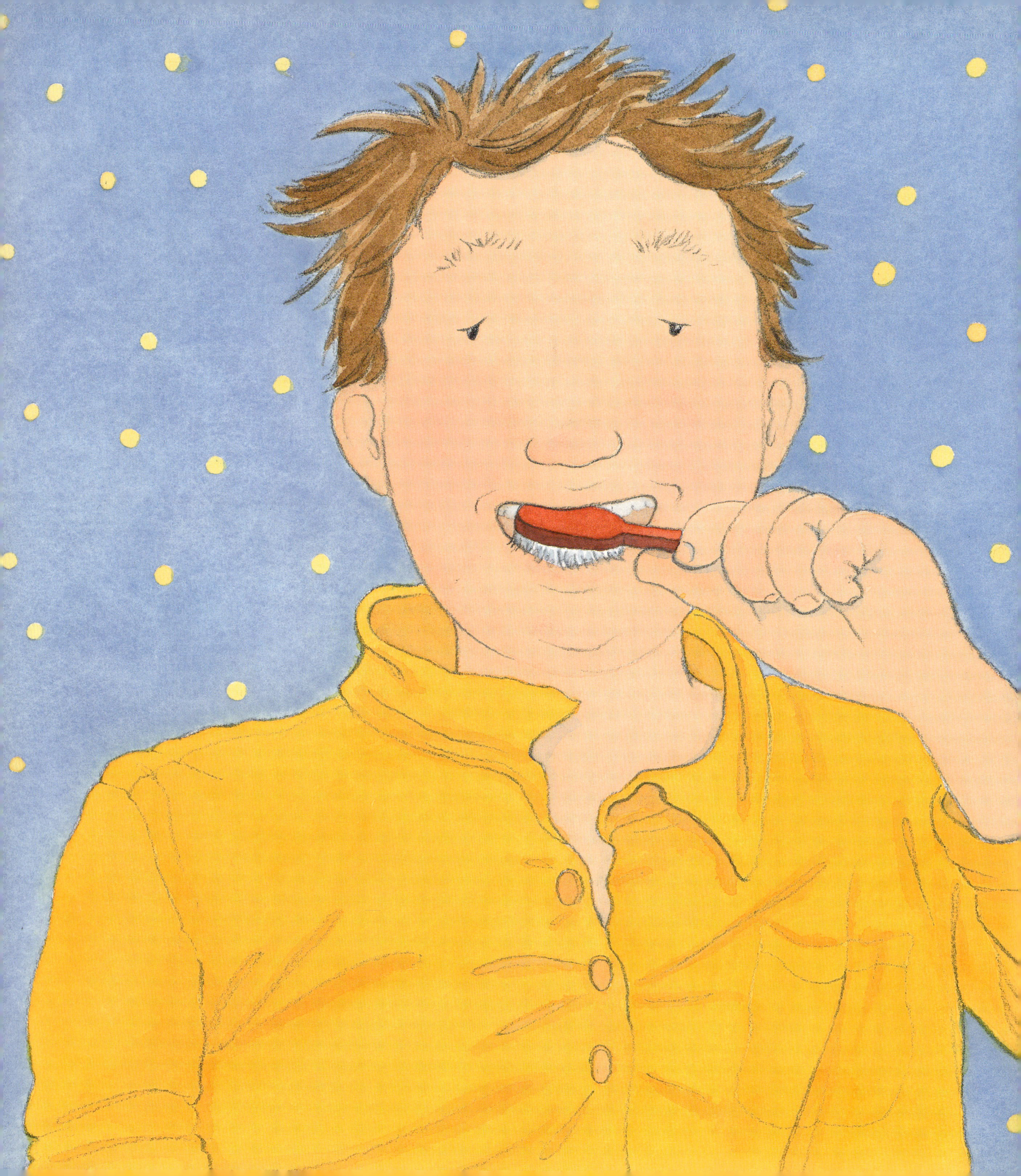

Als ich noch nicht auf der Welt war,
sagt mein Papa, war ich auch
so ein winzig kleines Baby,
gut verpackt in Mamas Bauch.

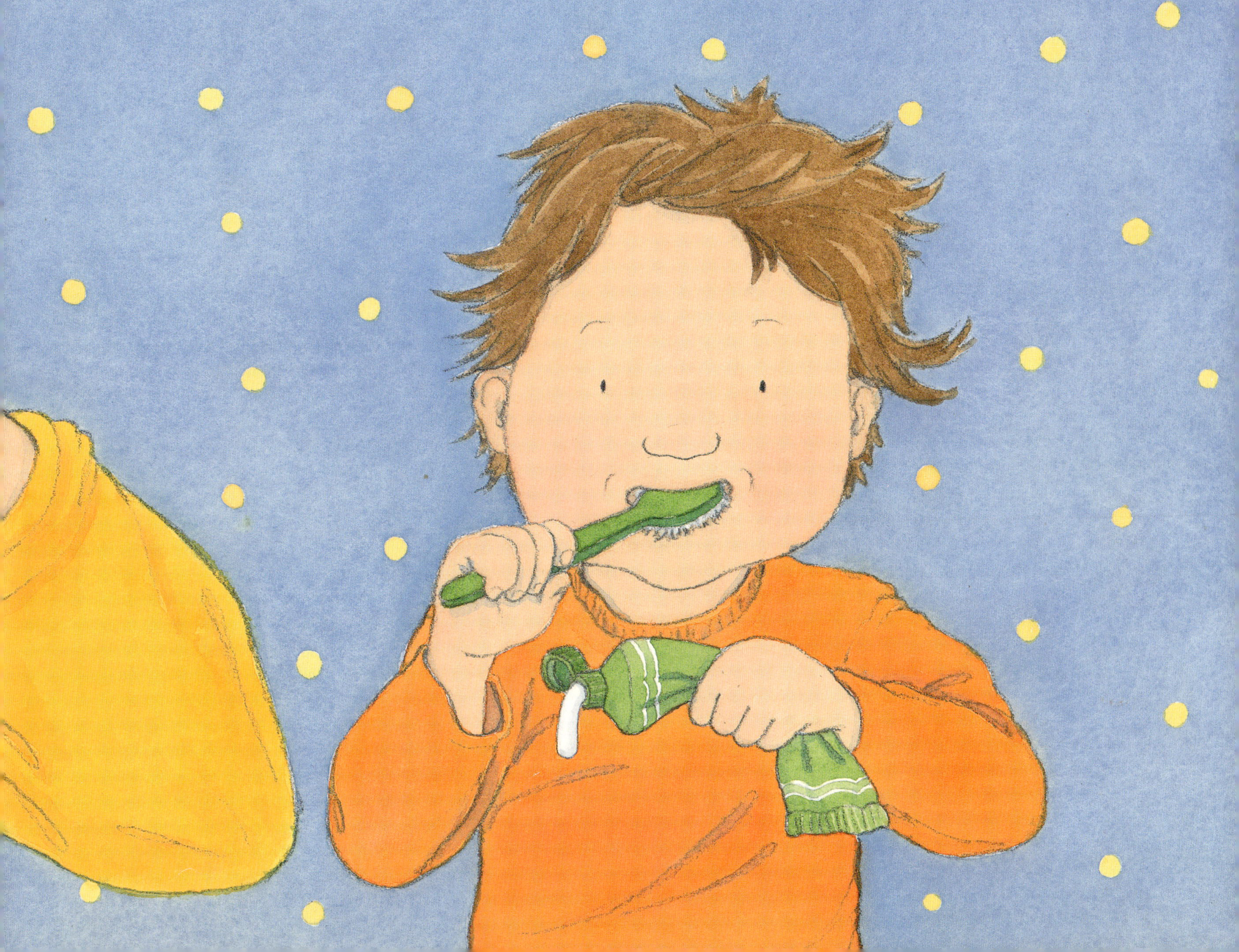

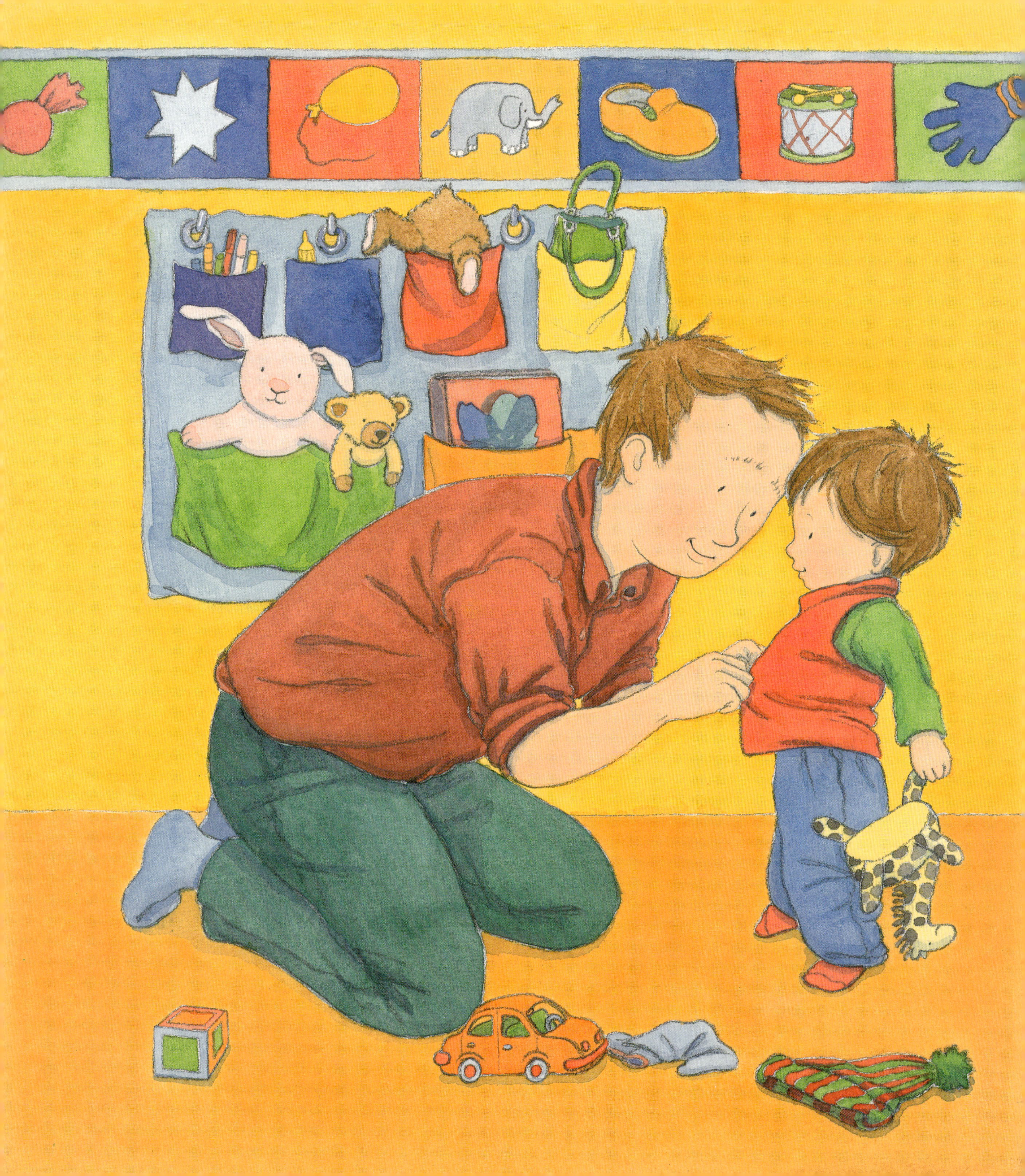

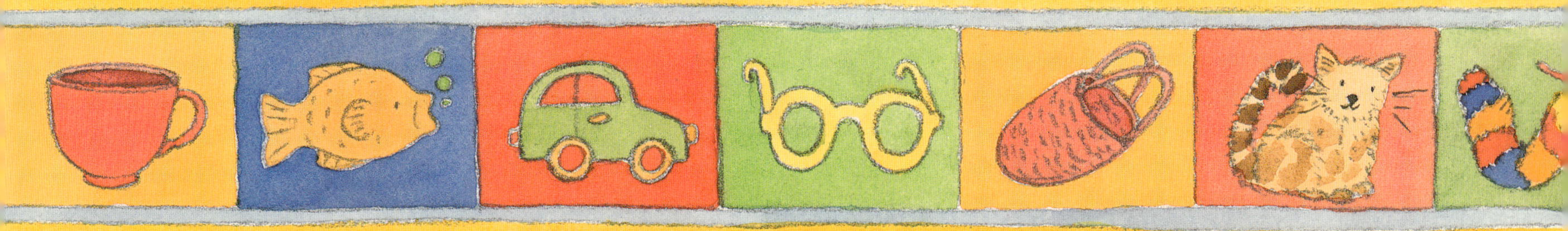

Papa sagt: In Mamas Bauch
ist es dunkel, warm und weich.
Und das Baby wächst und schläft
wie in einem kleinen Teich.

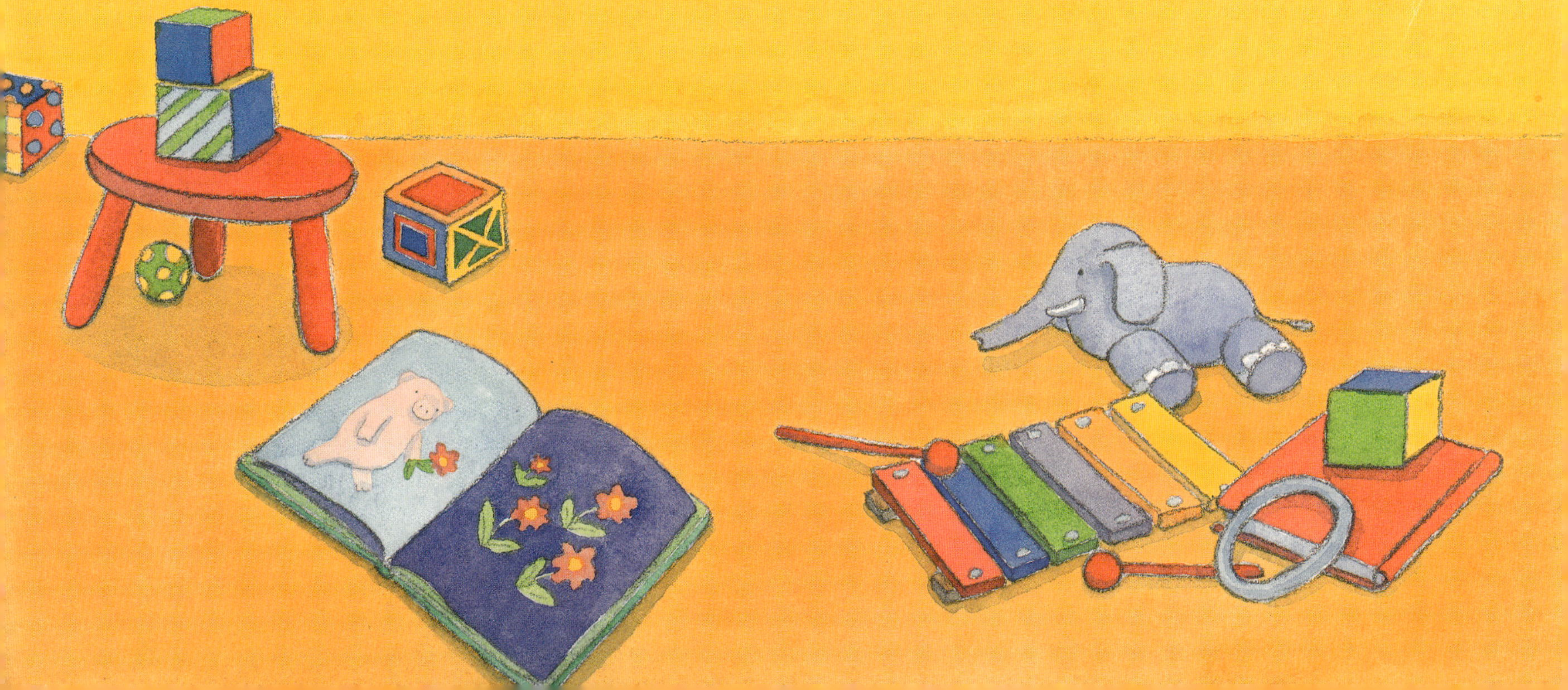

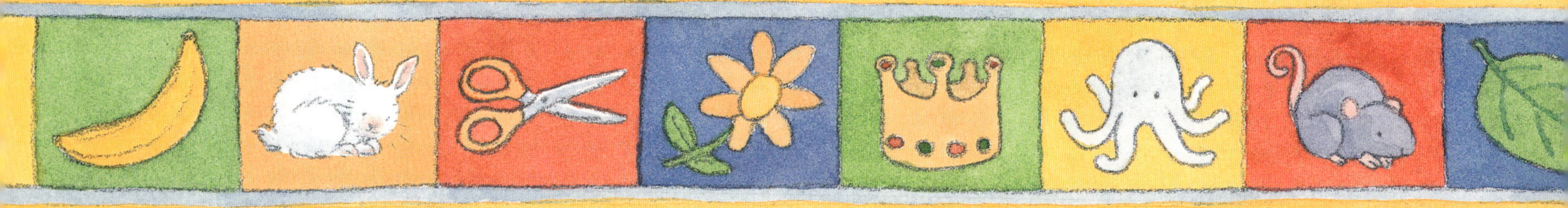

Unser kleines Baby wächst
jeden Tag ein ganzes Stück.
Und der Bauch von meiner Mama
wird ganz kugelrund und dick!

Mama sagt: Das muss so sein.
Denn wenn unser kleiner Schatz
groß und größer werden soll,
braucht er jeden Tag mehr Platz.

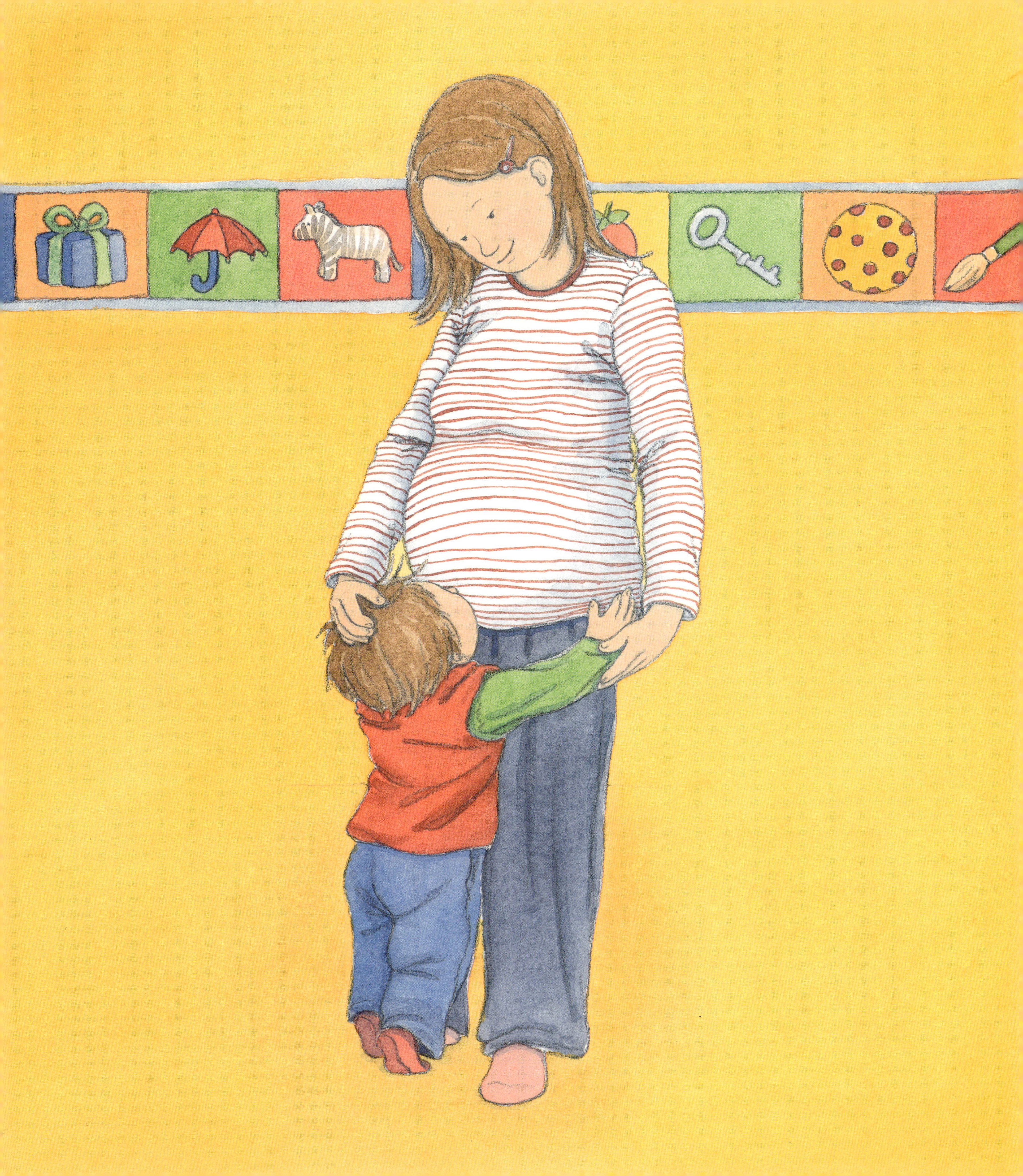

Unser Baby ist noch klein,
aber hat schon Appetit.
Nie kriegt Mama was allein.
Immer isst das Baby mit.

Oft steht Mama in der Küche
und sie isst dann kreuz und quer
alle Sachen durcheinander.
Und das Baby will noch mehr!

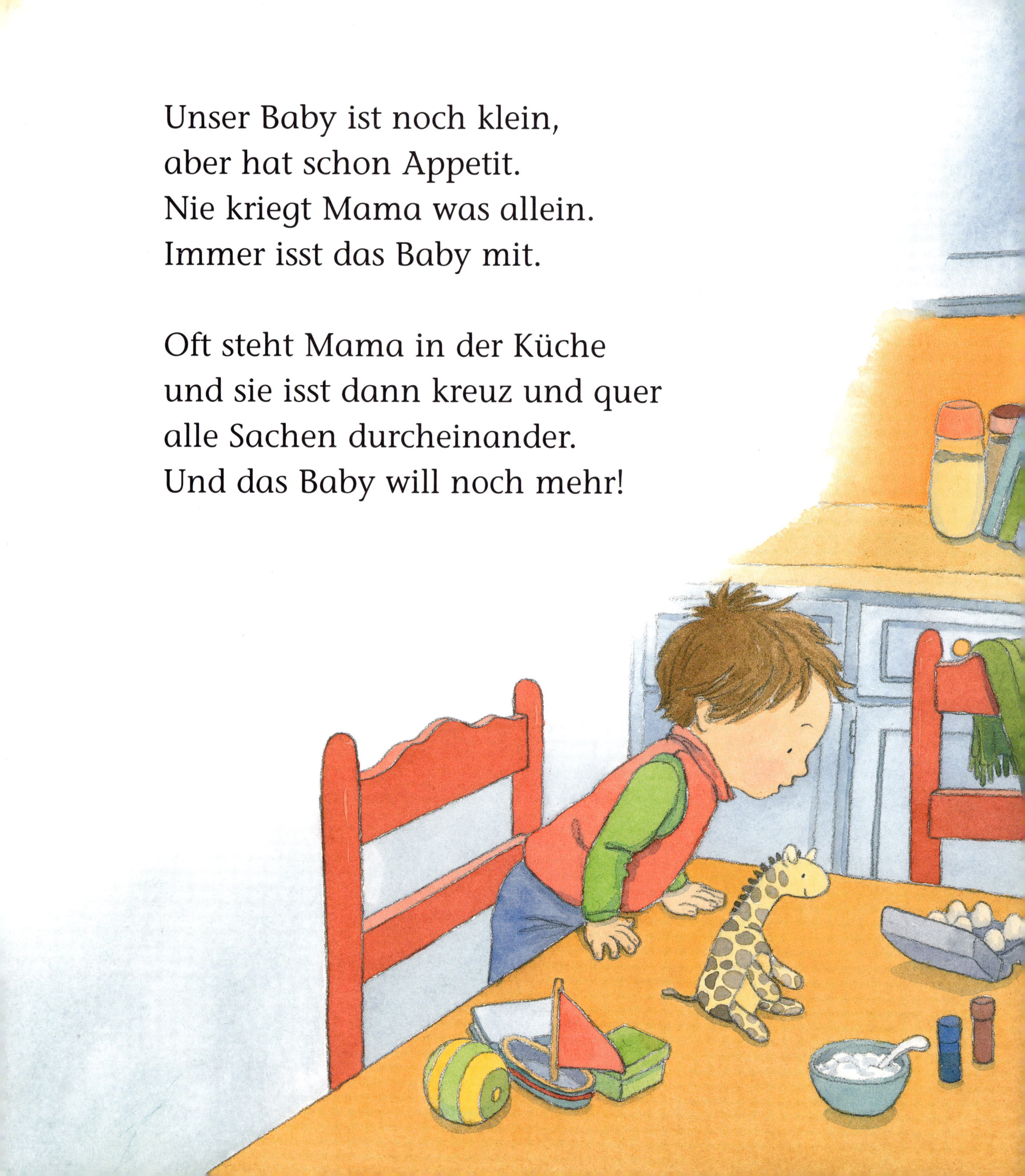

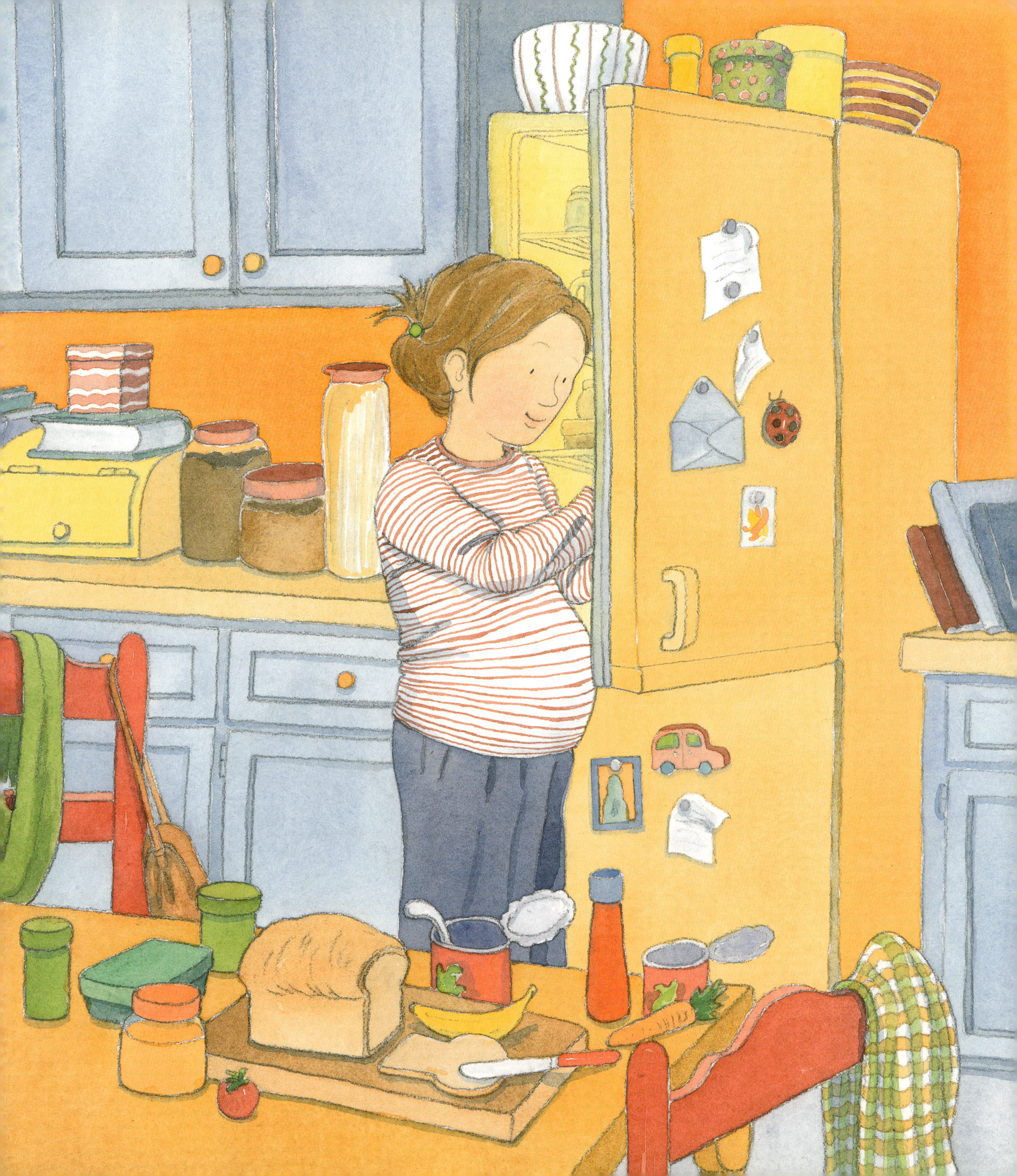

Mama ist oft ziemlich müde
und sie schläft ganz einfach ein.
Niemand darf sie dann erschrecken.
Alle müssen leise sein!

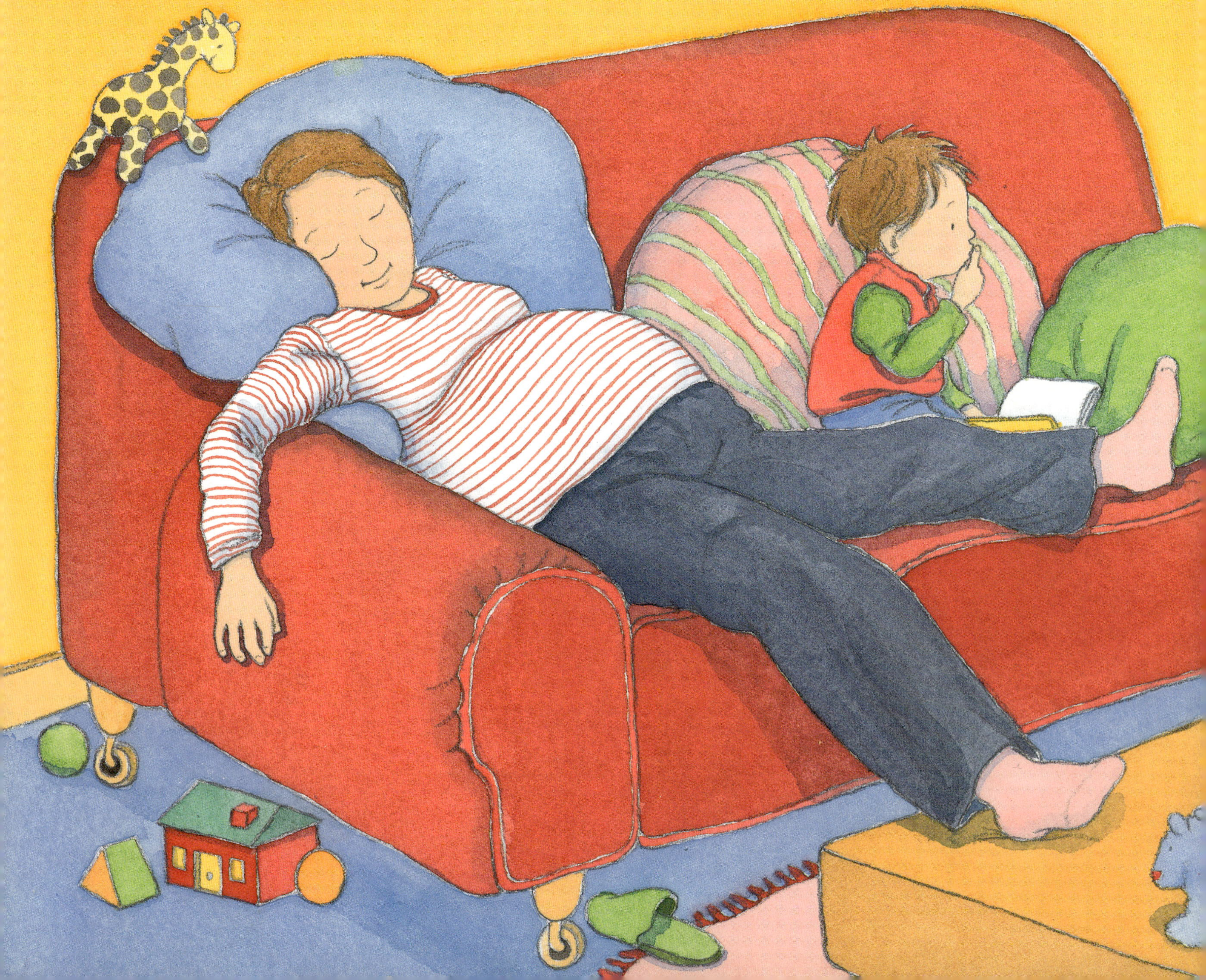

Manchmal geht`s ihr auch nicht gut
und sie fühlt sich krank und schwach.
Dann bin ich besonders lieb
und ich mache keinen Krach.

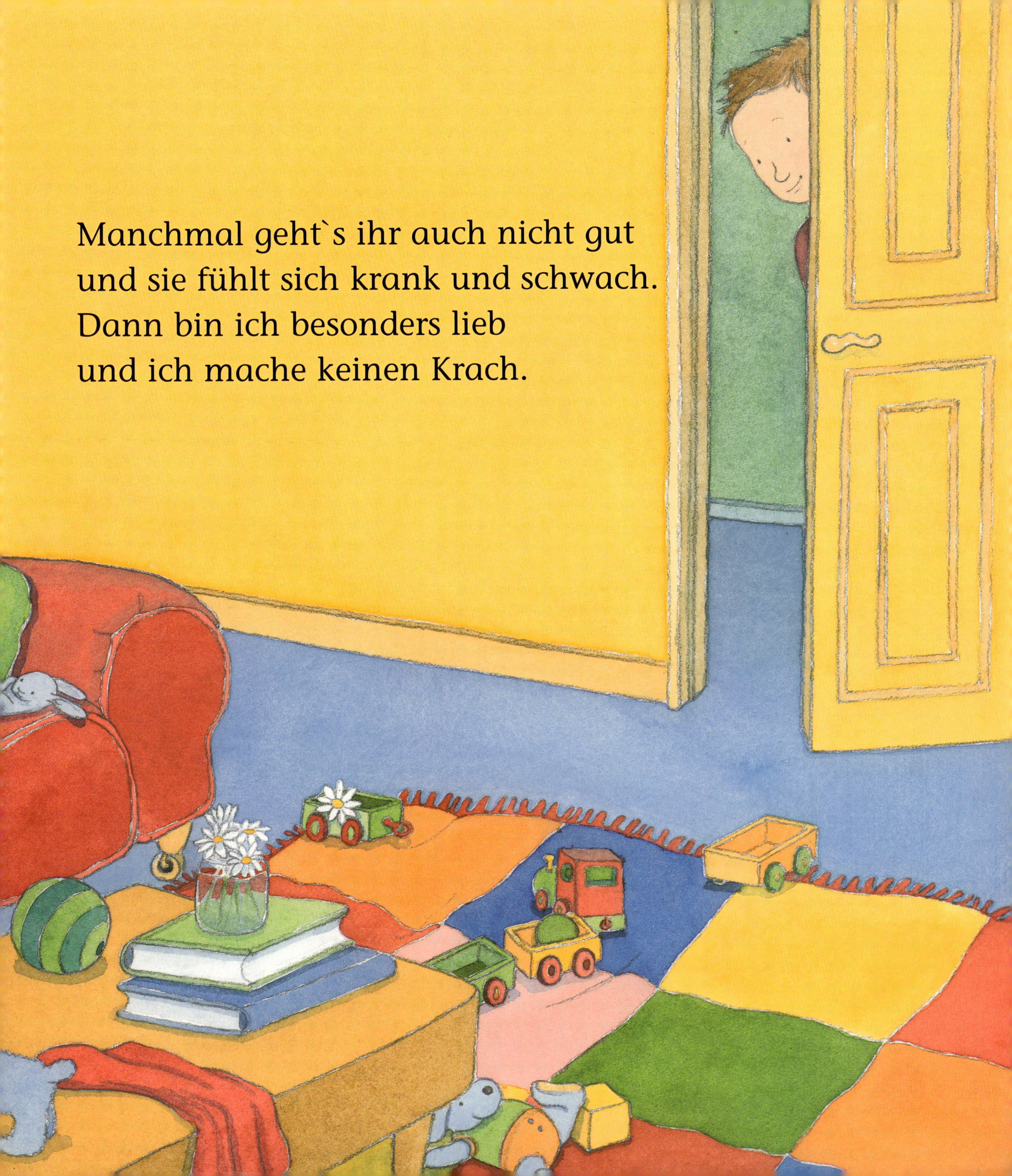

Ich bin nah an Mamas Bauch,
Baby kann mich noch nicht sehen.
Aber wenn ich ihm was sage,
kann es mich bestimmt verstehen.

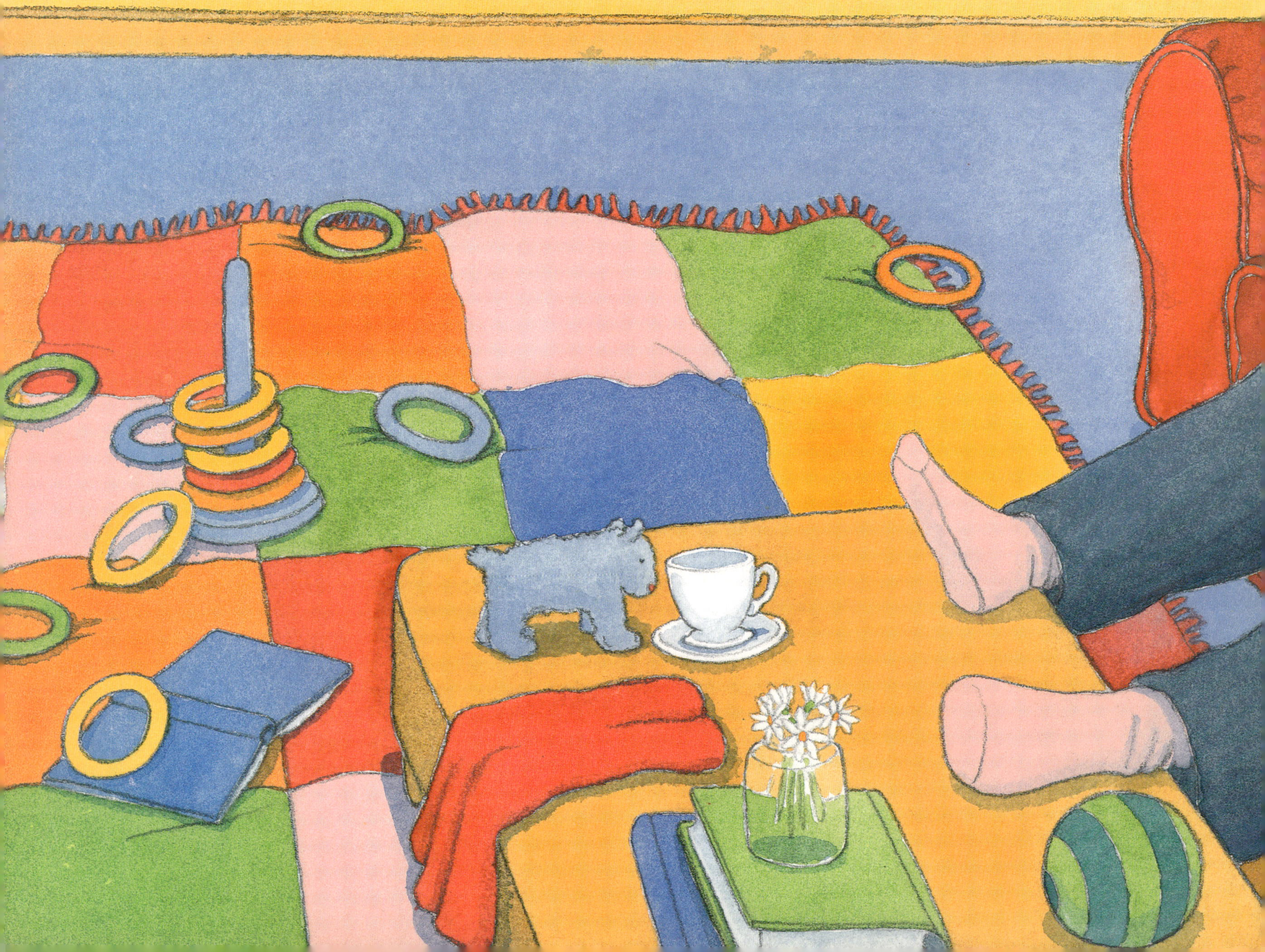

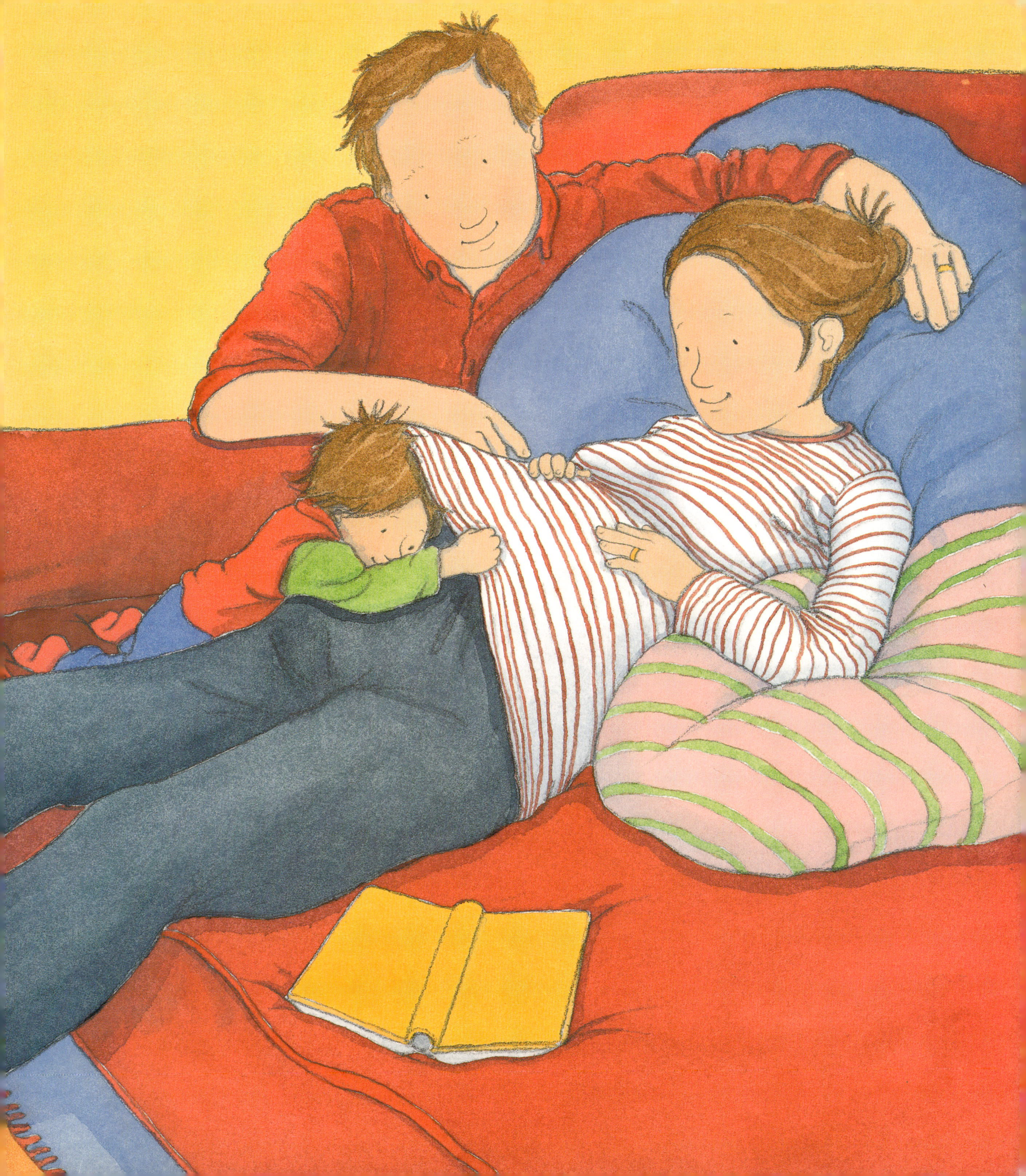

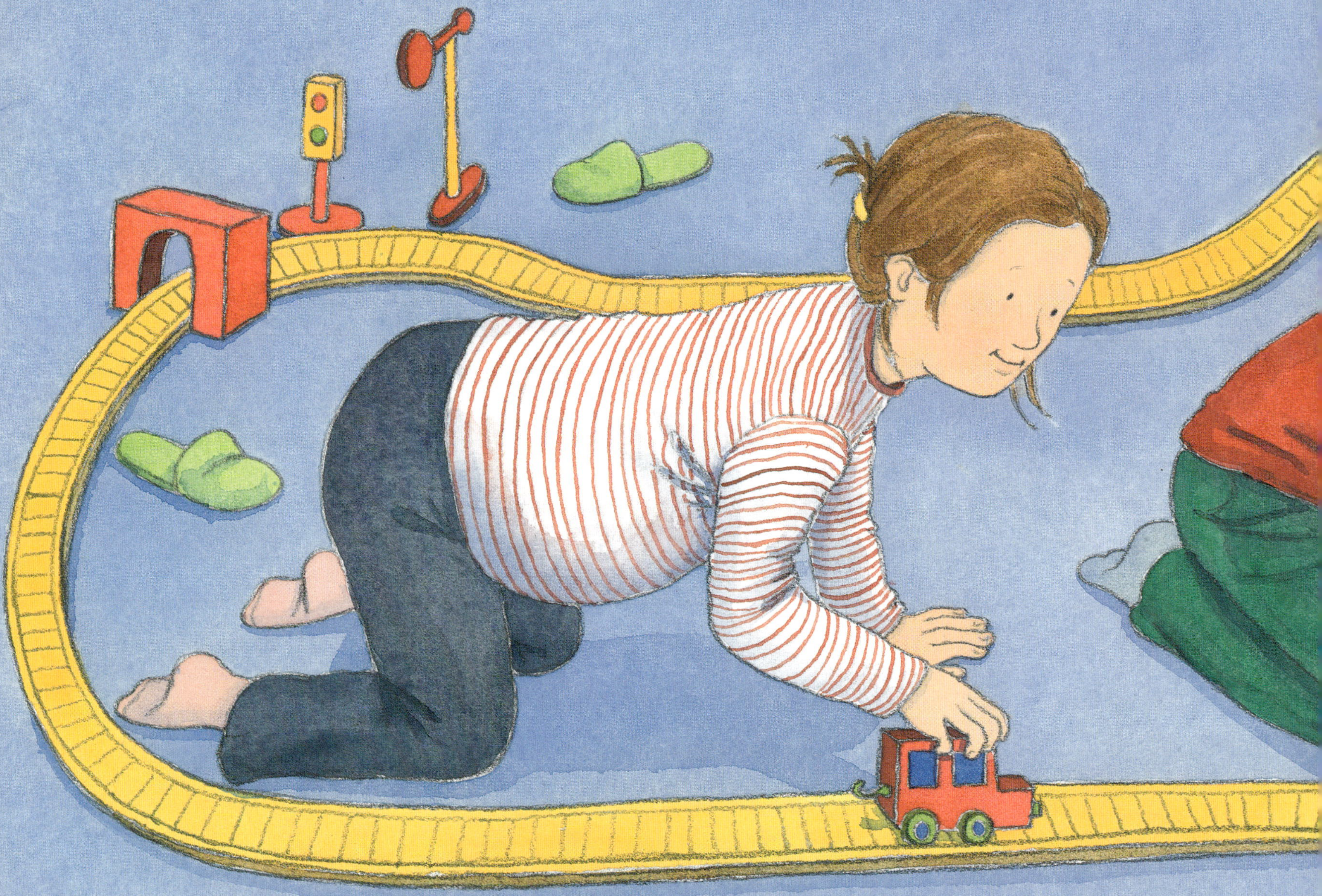

Dann erzähle ich dem Baby,
was wir miteinander machen:
Spielen mit der Eisenbahn
und ganz viele tolle Sachen.

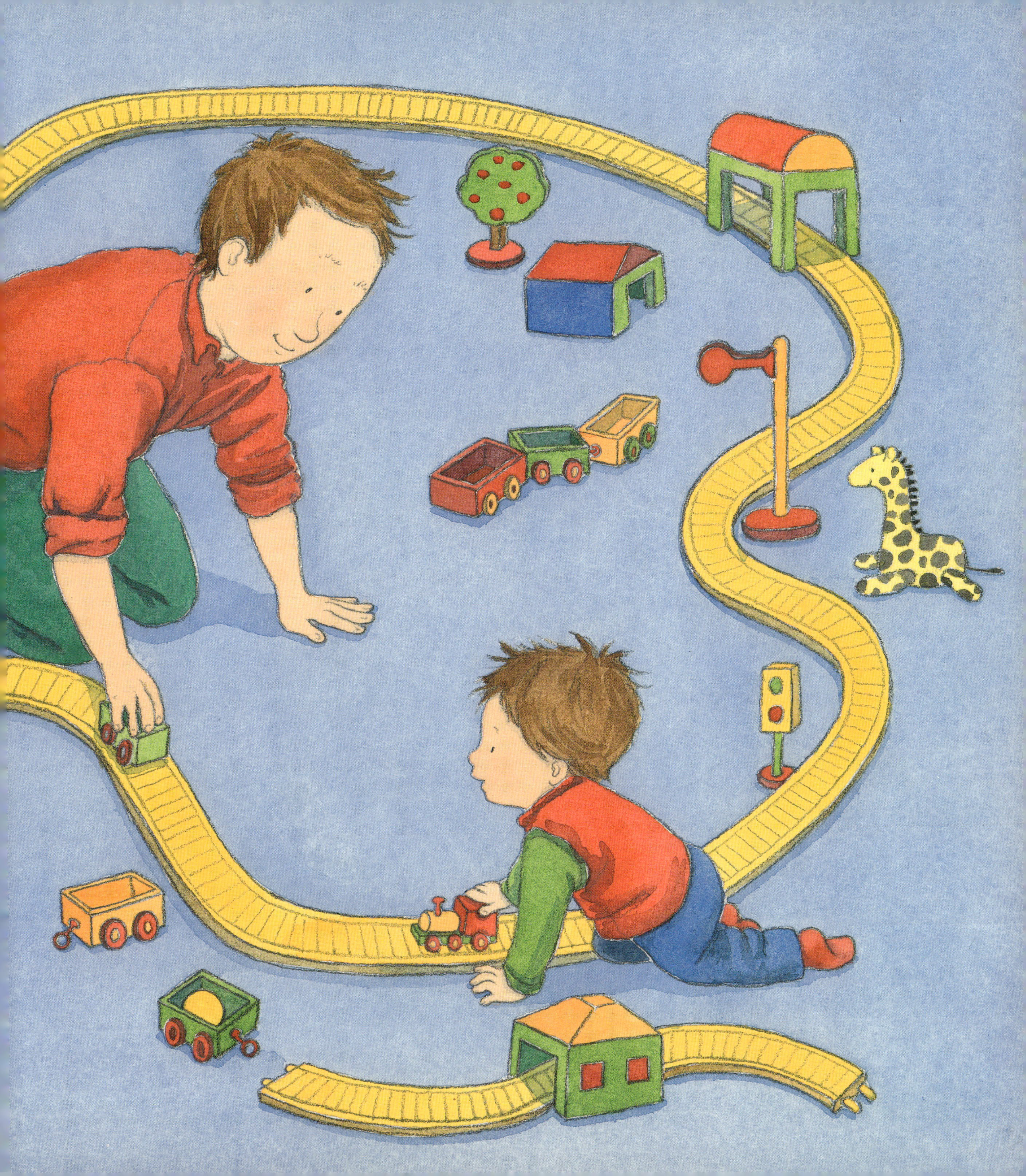

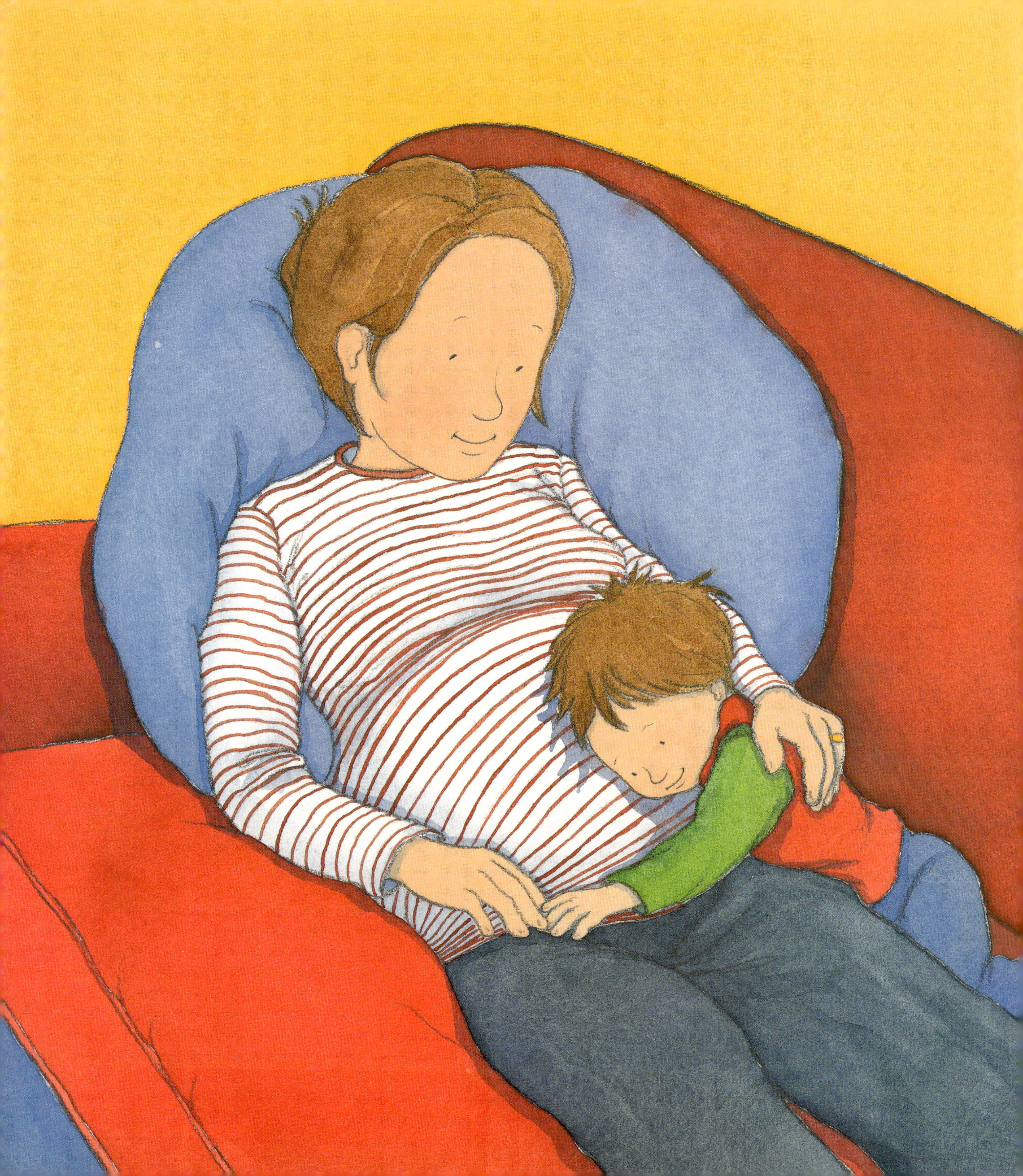

Oft komm ich zu Mami kuscheln
und dann kuscheln wir zu dritt.
Da bin ich und da ist Mami
und das Baby kuschelt mit.

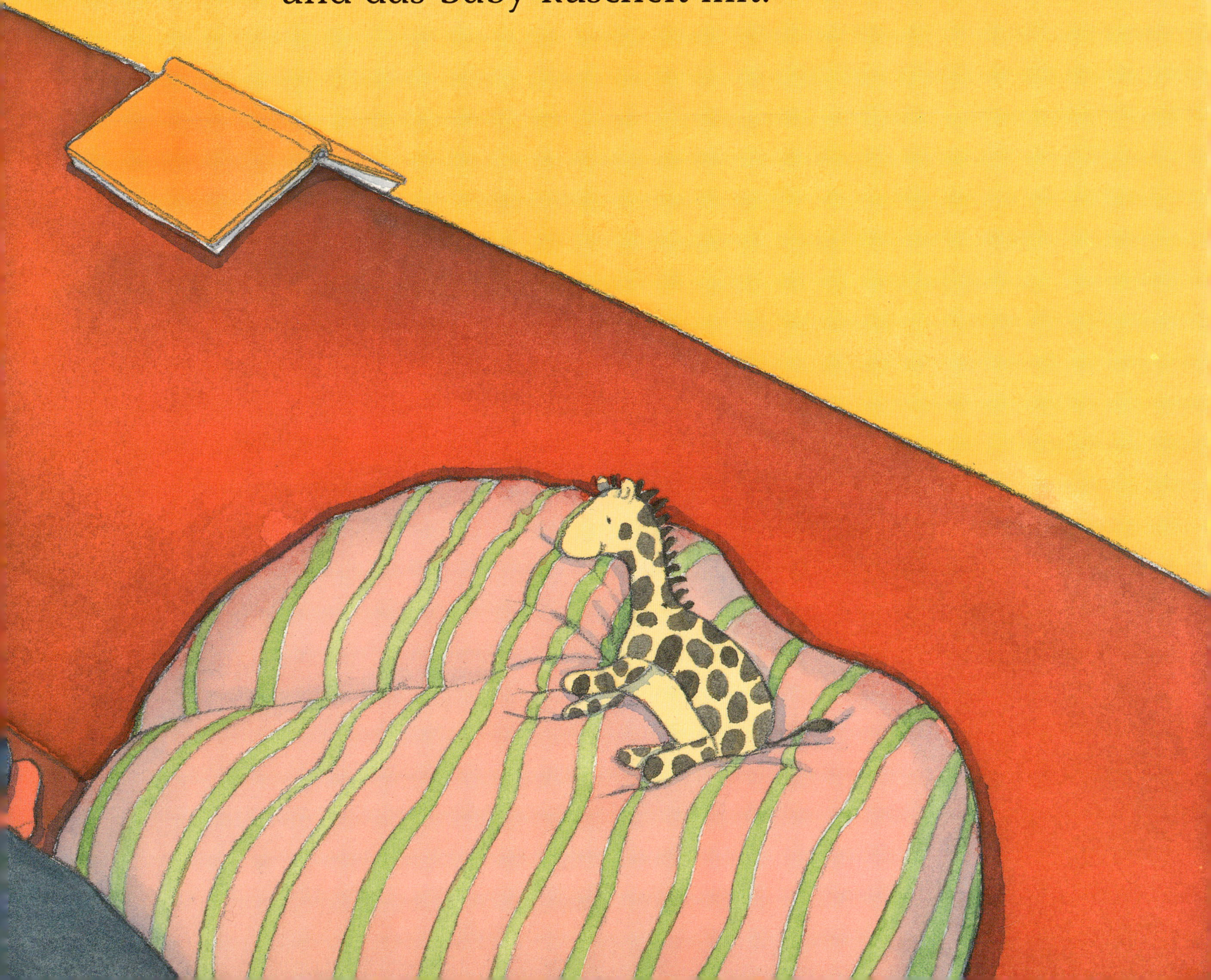

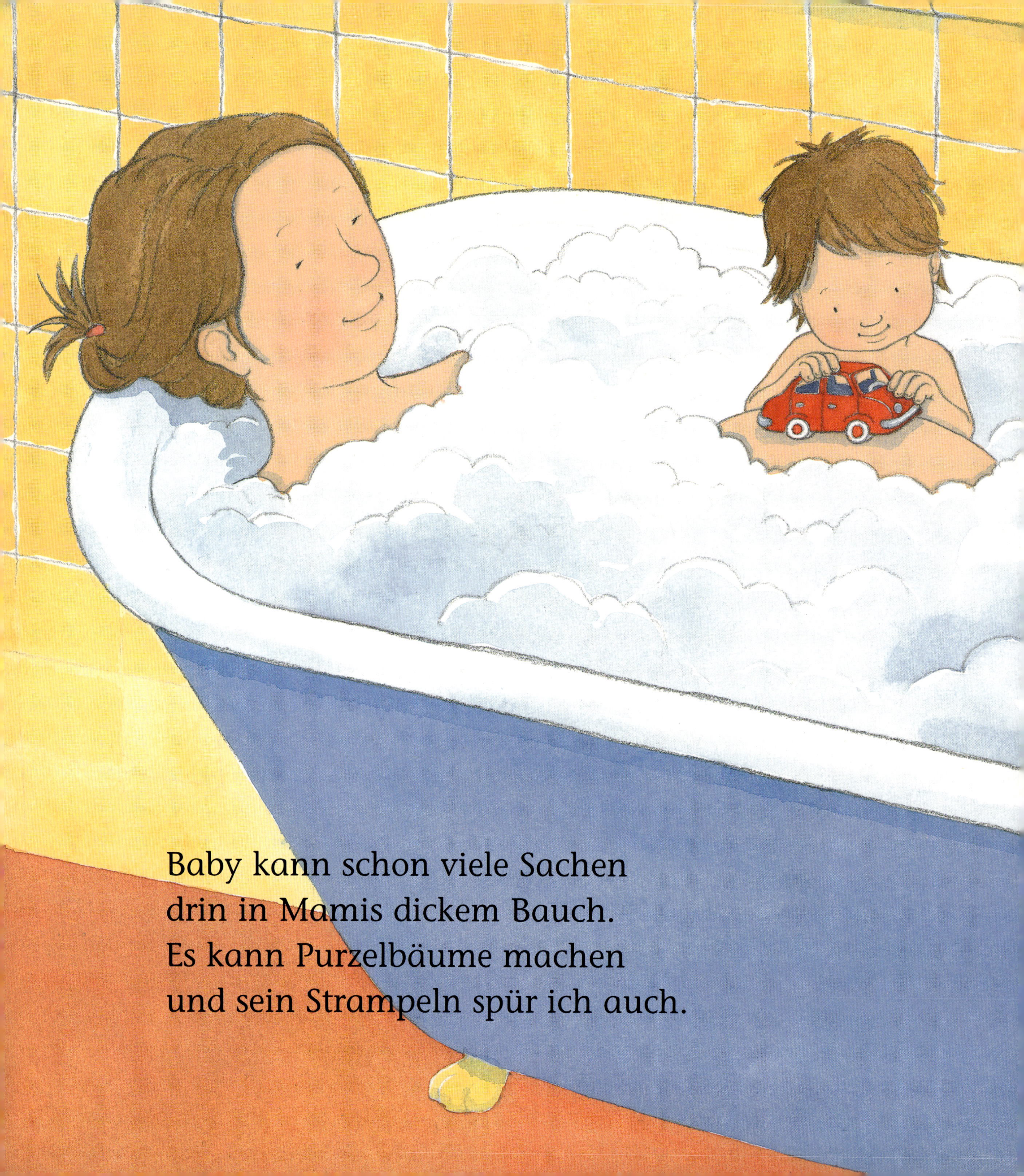

Baby kann schon viele Sachen
drin in Mamis dickem Bauch.
Es kann Purzelbäume machen
und sein Strampeln spür ich auch.

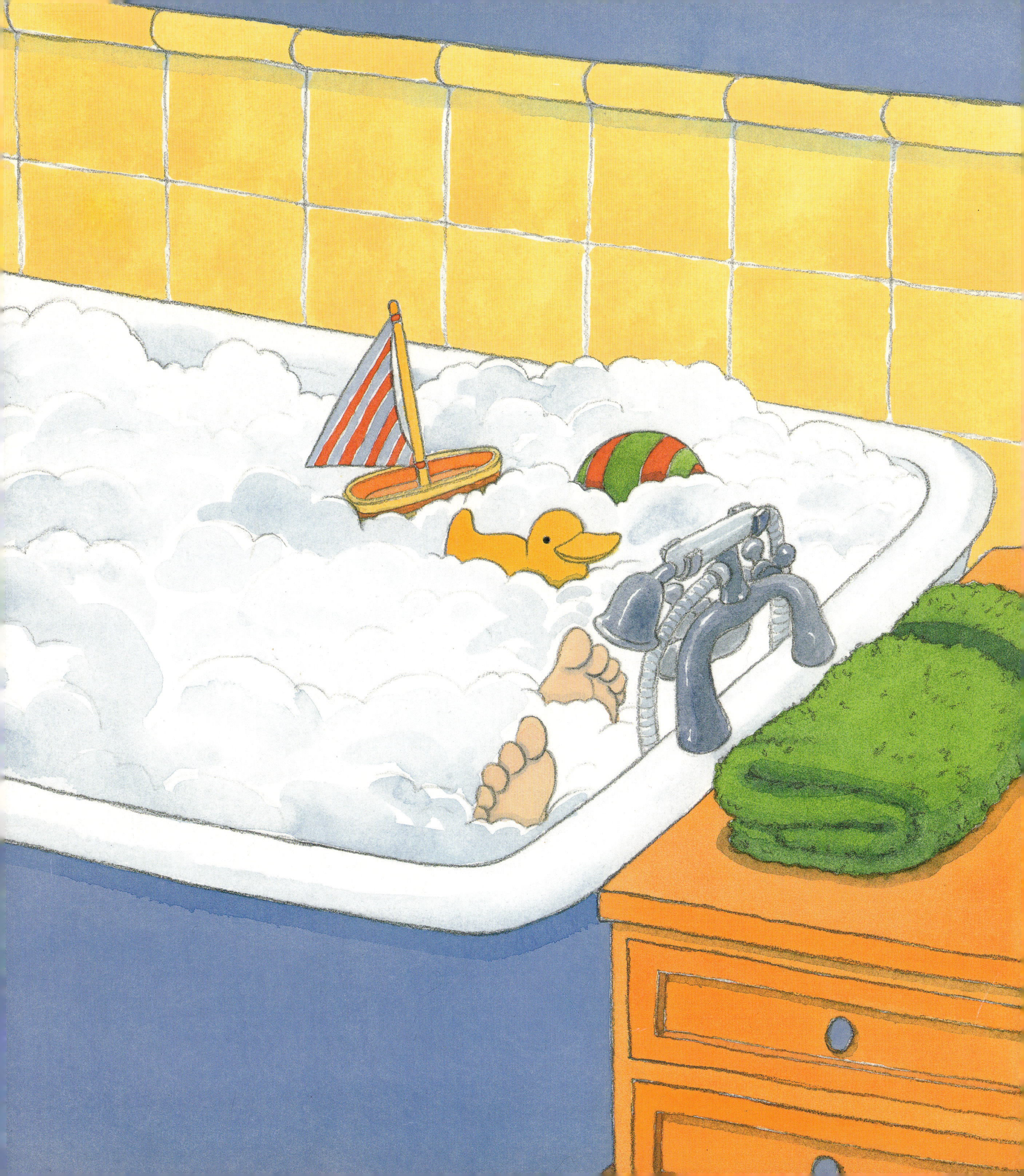

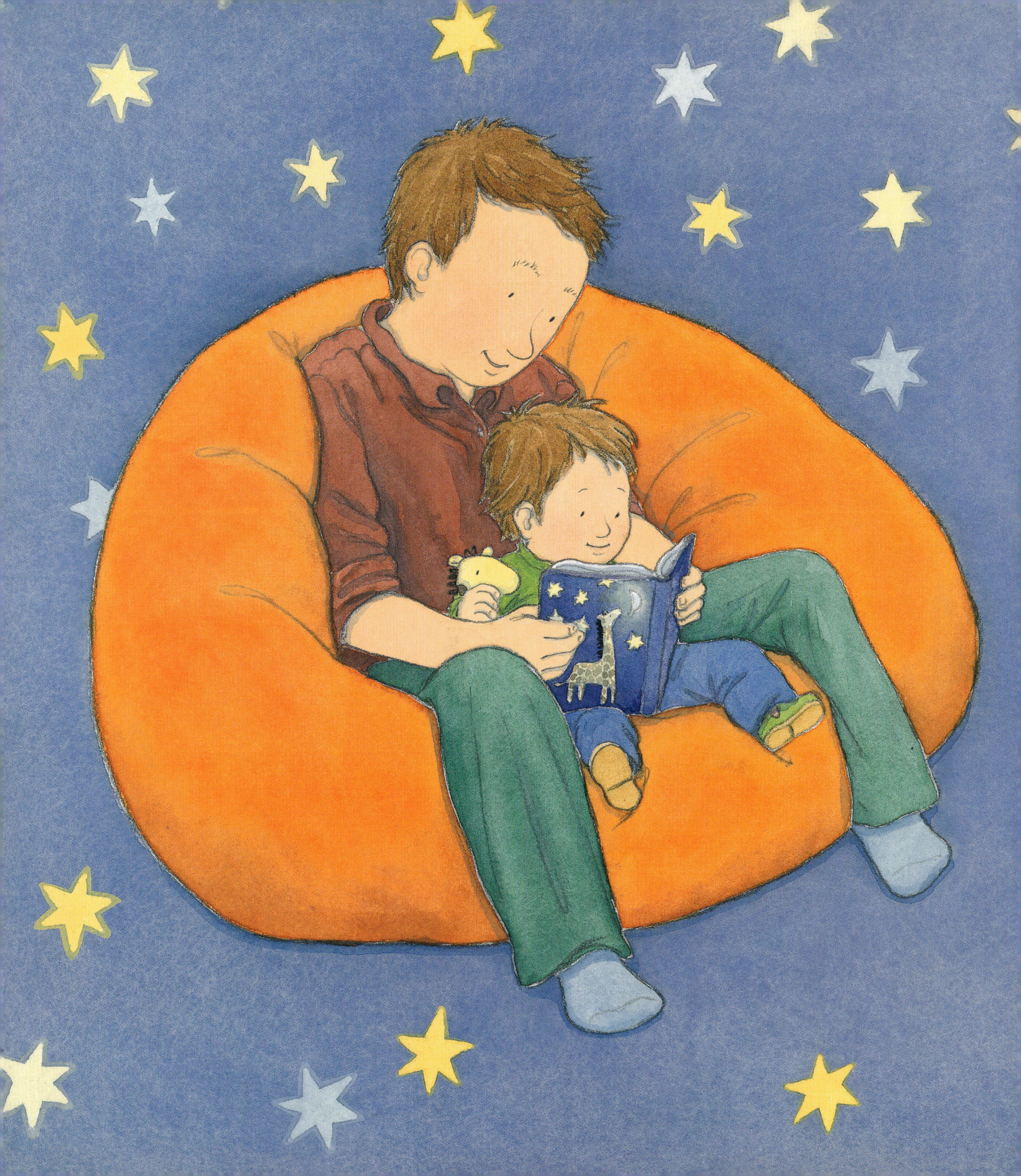

Wie oft muss ich jetzt noch schlafen?
Ist es endlich bald soweit?
Wann kommt 's Baby? – Dann sagt Papa:
Lass den beiden doch noch Zeit.

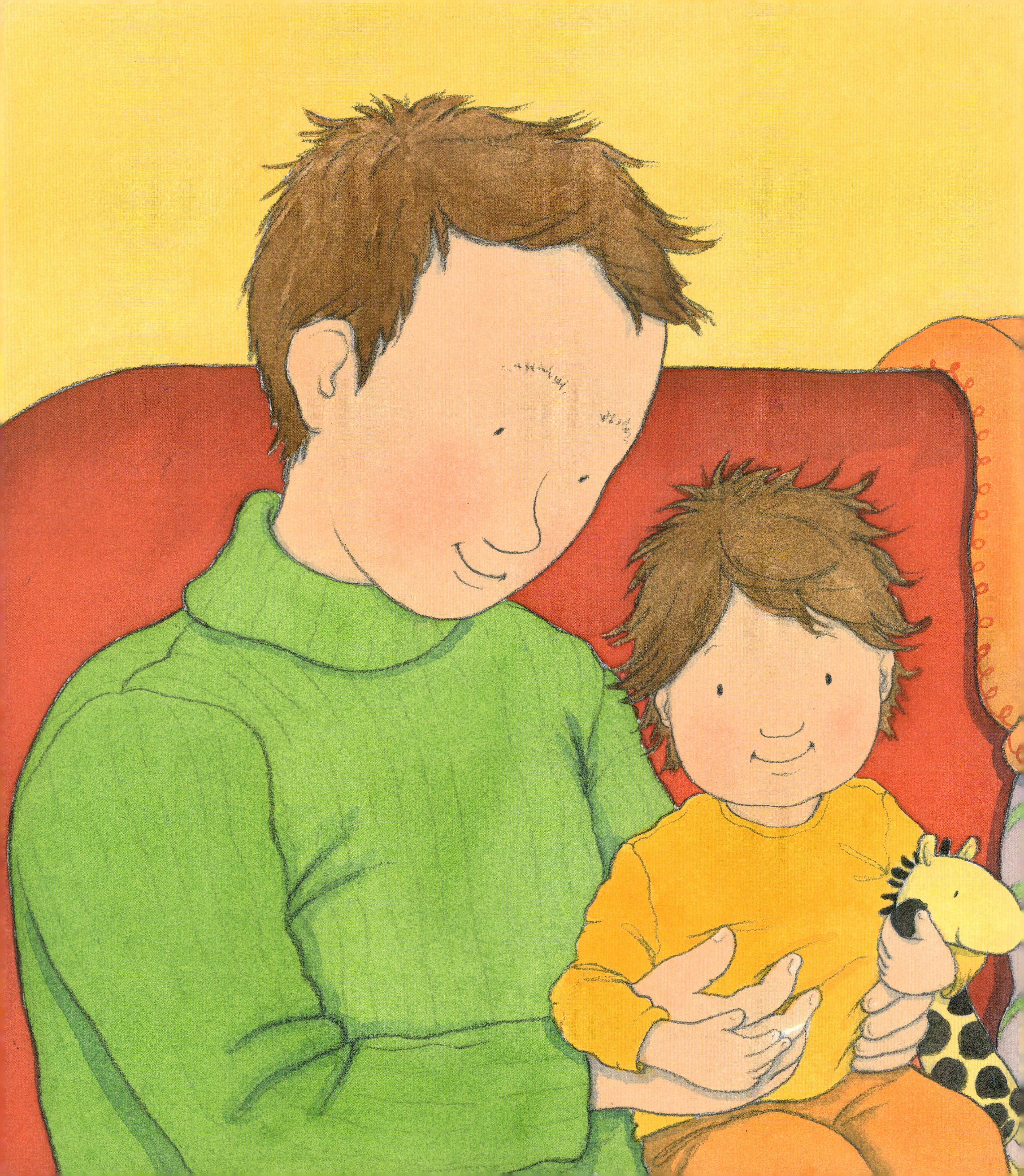

Endlich ist das Baby da!
Toll! Ein kleines Schwesterlein.
Passt vielleicht in Mamas Bauch
jetzt ein kleiner Bruder rein?

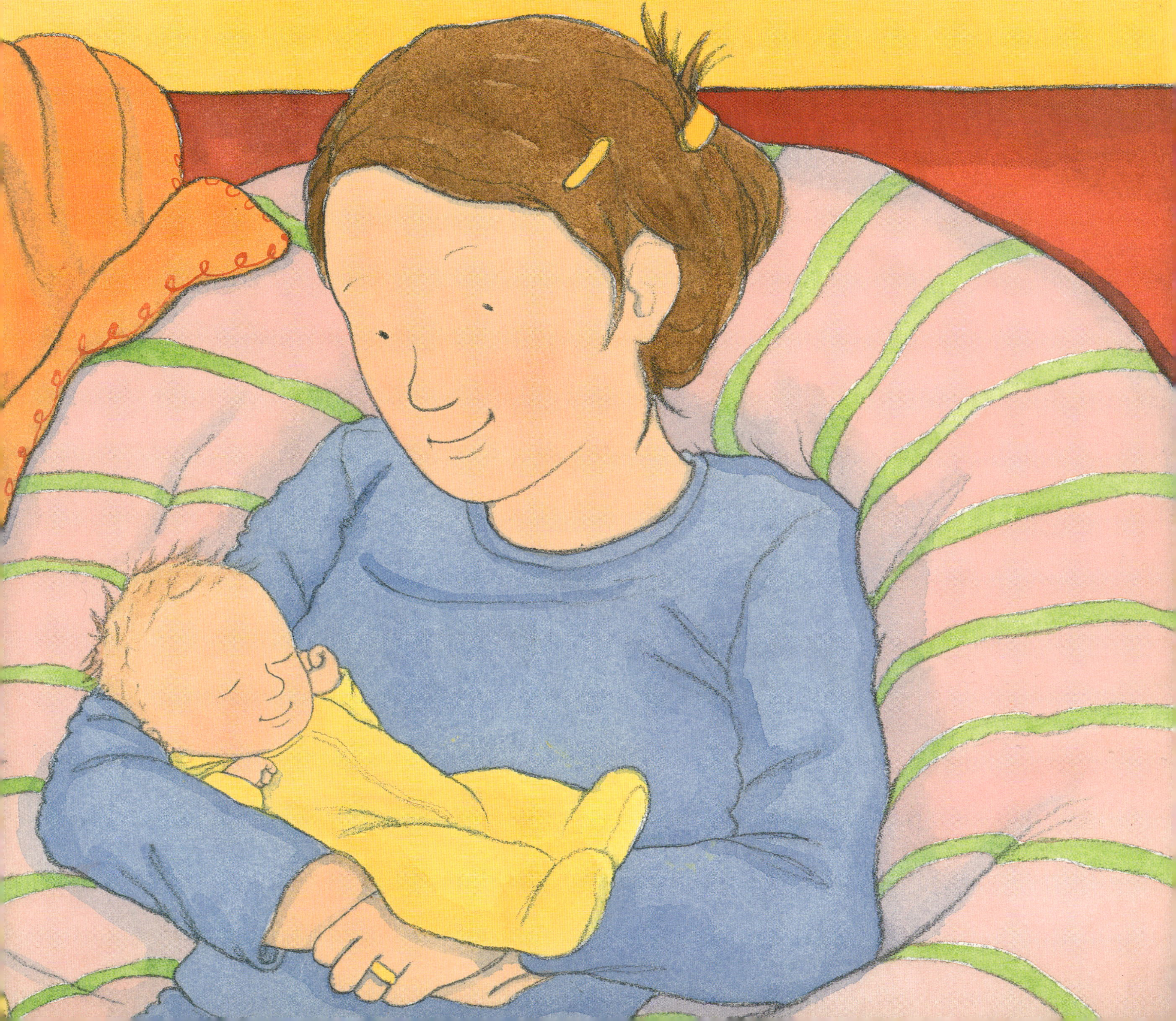

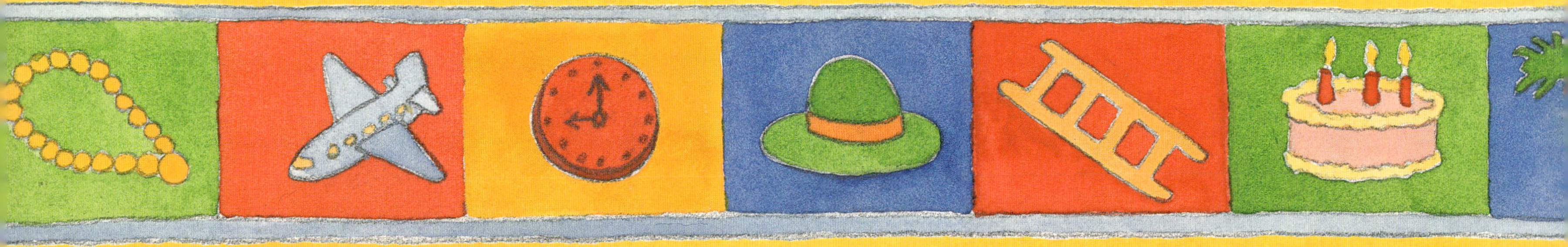

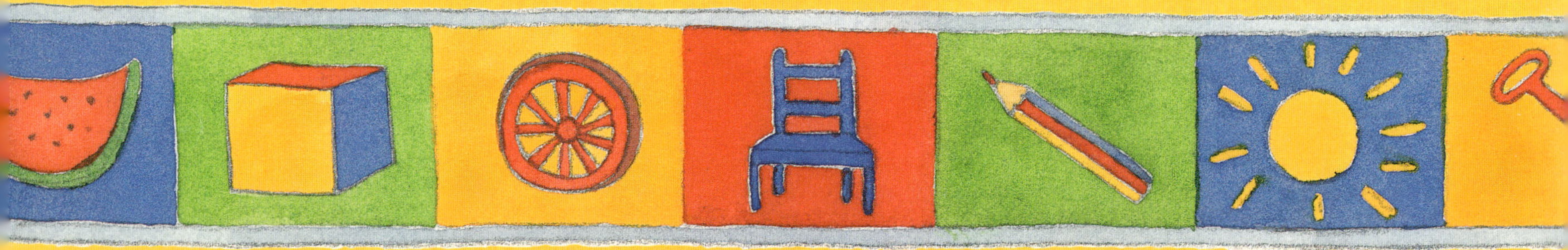